DE LA

PARALYSIE TRAUMATIQUE

DU NERF RADIAL

PAR

JULES TRANCHANT
Docteur en médecine de la Faculté de Paris

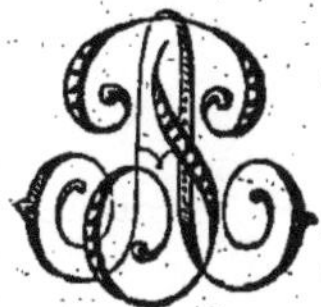

PARIS
A. PARENT, IMPRIMEUR DE LA FACULTÉ DE MÉDECINE
31, RUE MONSIEUR-LE-PRINCE, 31,

1873

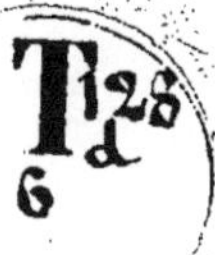

DE LA

PARALYSIE TRAUMATIQUE

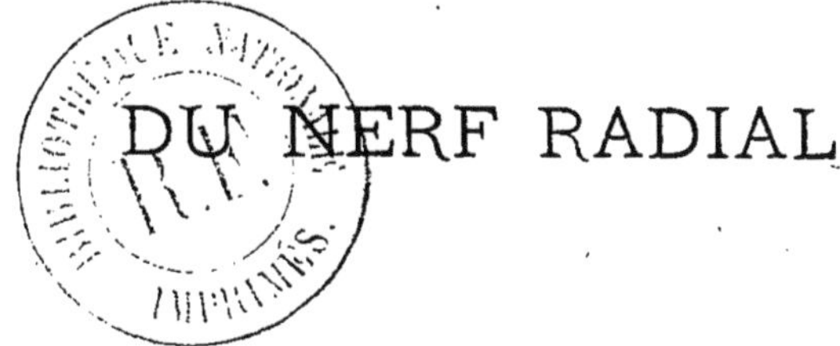

DU NERF RADIAL

PAR

Jules TRANCHANT
Docteur en médecine de la Faculté de Paris

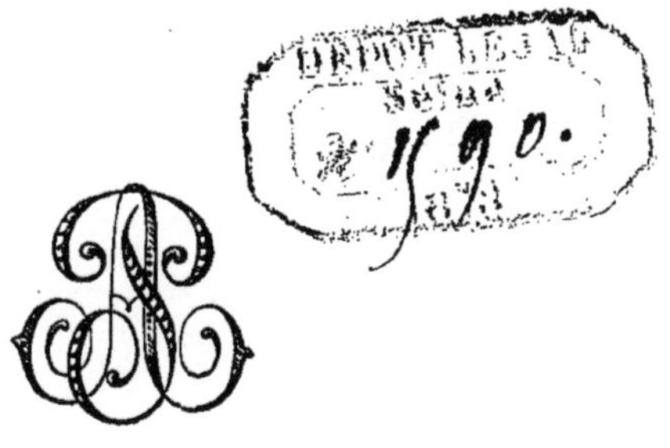

PARIS
A. PARENT, IMPRIMEUR DE LA FACULTÉ DE MÉDECINE
31, RUE MONSIEUR-LE-PRINCE, 31,

1873

DE LA

PARALYSIE TRAUMATIQUE

DU NERF RADIAL

Paralysie traumatique du radial.

Hôpital de la Charité, service de M. Gosselin.

Au n° 44 de la salle Sainte-Vierge est couché un homme de 52 ans, entré à l'hôpital le 28 septembre 1872.

Il nous raconte qu'il est déjà venu dans le service de M. le professeur Gosselin, il y a sept mois environ, pour une fracture du col du fémur droit, qu'il est resté cinq semaines dans les salles, et qu'il en est sorti muni de béquilles.

Il rentre dans le service pour une faiblesse, dit-il, du membre supérieur droit.

Le malade marchait depuis six mois avec ses béquilles, lorsqu'il y a huit jours, en rentrant chez lui, il s'aperçut qu'il ne pouvait plus saisir une carafe. Il n'a ressenti du reste, avant cette époque, ni picotements, ni fourmillements, ni sensation de froid.

En interrogeant les muscles de ce membre, nous observons que le bras peut être porté avec facilité, par la volonté du malade, dans toutes les directions : en avant, en arrière, en dehors et en dedans; les mouvements de circumduction sont également faciles : les muscles de l'épaule sont donc hors de cause.

La flexion de l'avant-bras sur le bras se fait bien, mais l'extension est absolument impossible.

Le malade ne peut étendre la main sur l'avant-bras, pas plus qu'il ne peut redresser le doigt sur le métacarpe.

L'avant-bras est en pronation ; si, après l'avoir ramené en supination, on l'abandonne à lui-même, immédiatement le membre reprend avec force sa direction première.

Invite-t-on le malade à serrer une main qu'on lui présente aussi fort que possible, on reconnaît que la pression est moins énergique du côté malade que du côté sain.

Il y a donc une paralysie des extenseurs des doigts, de la main et de l'avant-bras. Il y a donc une paralysie du nerf radial. De plus, il y a une faiblesse des fléchisseurs ; mais, comme l'a fait depuis longtemps remarquer M. Duchenne (de Boulogne) (1), la faiblesse des fléchisseurs dans la paralysie du radial, quelle qu'en soit la cause, n'est qu'apparente : elle est produite par l'état de raccourcissement dans lequel se trouvent les muscles fléchisseurs, par suite de la flexion du poignet, consécutive à la paralysie des extenseurs. Et ce qui le montre une fois de plus, c'est que, si, maintenant le poignet du malade dans l'extension, nous l'invitons à nous serrer la main, il le fait avec une force au moins aussi grande que du côté sain.

Le malade n'accuse pas de fourmillements ni de douleur spontanée dans le membre malade. Il n'y a qu'un seul point douloureux à la pression, c'est le point où le nerf radial émerge du paquet vasculo-nerveux pour gagner la gouttière de torsion de l'humérus, point qui correspond exactement (et nous nous en sommes assuré plusieurs fois en examinant le malade appuyé sur sa béquille) à l'endroit précis où la face postéro-interne du bras est en rapport avec la face externe de la poignée de la béquille.

(1) Traité d'électrisation localisée.

Le malade n'a, du reste, aucun antécédent saturnin ; il n'a jamais manié le plomb.

Nous avons examiné la contractilité électro-musculaire des muscles paralysés, nous l'avons trouvée presque intacte pour les extenseurs de la main et des doigts, ainsi que pour les supinateurs, mais notablement diminuée pour le triceps brachial.

En recherchant l'état de la sensibilité des téguments où se rendent exclusivement les filets sensitifs du radial, nous nous attendions à trouver ces parties insensibles. Il n'en était rien. La sensibilité cutanée est intacte au niveau de la face dorsale de la main, du pouce, de l'indicateur et du médius.

La sensibilité cutanée a été explorée plusieurs fois avec les mêmes résultats, au triple point de vue du toucher, de la douleur, et de la température.

Le malade est soumis, dès le lendemain de son entrée à l'hôpital, à l'électrisation par les courants interrompus, à l'aide de la pile de Gaiffe. Tous les muscles paralysés sont électrisés isolément dans chaque séance. Les séances durent un quart d'heure environ.

Après quatre séances, le malade commençait à étendre les doigts sur le métacarpe et la main sur l'avant-bras. Quant au mouvement d'extension spontanée de l'avant-bras sur le bras, il était encore nul.

A la douzième séance, le malade était rentré en possession complète des mouvements d'extension du poignet et des doigts, ainsi que du mouvement de supination. L'extension de l'avant-bras sur le bras était assez facile.

Pendant tout ce temps, la sensibilité cutanée est toujours restée absolument intacte.

Cette observation, intéressante à plus d'un titre : 1° en ce qu'elle vient augmenter le nombre relativement restreint des paralysies traumatiques du radial ; 2° en ce qu'elle nous présente un phénomène en contradiction flagrante avec les lois de la physiologie nerveuse, la conservation des diverses sensibilités cutanées, nous donna l'idée de rechercher dans les auteurs les observations de paralysie traumatique du radial et d'en faire le sujet de notre thèse inaugurale (1).

Evidemment nous ne pourrons traiter à fond toutes les questions qui se rattachent à ce sujet. Nous nous attacherons surtout à l'étude de la sensibilité dans les paralysies traumatiques du radial, et c'est autour de ce chapitre que nous grouperons l'histoire succincte de cette affection chirurgicale.

Avant d'aborder ce travail, nous définirons la paralysie traumatique du radial, toute paralysie qui reconnaît pour cause immédiate et directe une lésion traumatique du radial.

Nous nous occuperons surtout des cas où le radial est seul lésé ; mais nous dirons quelques mots des paralysies du membre supérieur, où d'autres nerfs peuvent être lésés concurremment, mais à un degré moindre que le radial.

ÉTIOLOGIE.

On a l'habitude de décrire comme cause possible de paralysie des extenseurs du membre supérieur, la commotion nerveuse. Et d'abord, cette lésion existe-t-elle pour les nerfs ? doit-on admettre pour ces organes une altération moléculaire survenant à la suite d'un choc violent, d'un ébranlement, et se traduisant par un trouble fonctionnel important ?

C'est surtout pour expliquer la paralysie consécutive à des luxations de l'épaule, qu'on invoque cette cause. Devons-nous l'admettre même dans ce cas, alors qu'il est si

(1) Nous y fûmes encouragé par la leçon clinique, que M. Lannelongue, alors chargé du service, fit sur ce malade.

rationnel de rattacher les désordres fonctionnels à une cause dont nous allons bientôt faire mention.

La compression constitue une cause plus sérieuse de paralysie. C'est à la compression du radial qu'il convient de rattacher ces cas d'akinésie des extenseurs survenant à la suite de fausses positions prises pendant le sommeil, et dont la thèse de M. Tailhé nous offre deux exemples.

Voici l'analyse de ces deux faits :

X..., à la suite d'un voyage fait en chemin de fer de Gand à Bruxelles, pendant la durée duquel il avait dormi la tête appuyée sur l'avant-bras, qui reposait contre le rebord du wagon, eut une paralysie des extenseurs de la main et du supinateur de l'avant-bras gauche. Insuccès des vésicatoires volants avec la strychnine et des bains tièdes aromatiques. Guérison rapide au moyen de la teinture de cantharides. Dès le second jour de ce traitement, les mouvements avaient reparu (Pigeolet, *Gaz. médic.*, 1846).

Dans la seconde observation, il s'agit d'un cordonnier de 47 ans, qui s'était réveillé la tête appuyée à la partie interne et supérieure du bras droit. Paralysie inégale des doigts de la main, très-prononcée aux trois premiers. Insensibilité très-obtuse de la peau. Guérison par le galvanisme.

La compression peut encore être déterminée par des fragments dans les fractures de l'humérus, par des végétations osseuses, par un cal vicieux. Quant à la compression du radial par suite de son emprisonnement dans un cal osseux, c'est un accident bien rare, dont M. Ollier a présenté à l'Académie de médecine une belle observation, sur laquelle Michon fit un rapport le 8 août 1865.

Voici l'analyse de cette observation :

Augustin Lombard, âgé de 22 ans, journalier, fut pris, le 10 mars 1863, sous un éboulement. Fracture de l'humérus à la réunion des deux tiers inférieurs avec les trois cinquièmes supérieurs ; issue du fragment inférieur à travers la peau. La fracture fut réduite le soir même, et le bras placé dans un appareil amidonné. Il y resta quarante jours. Dès les premiers jours, le malade éprouvait des douleurs vives, lancinantes au niveau de la fracture. A la levée de l'appareil, paralysie complète des extenseurs.

Quatre mois après l'accident, ce malade est adressé à M. Ollier. A cette époque, on constate une augmentation du volume de l'os, en arrière surtout. Le cal est parfaitement solide. L'avant-bras est atrophié, 6 centimètres de moins en circonférence que celui du côté opposé, au niveau de la partie la plus renflée. La main est pendante, en pronation. Paralysie complète des extenseurs et de tous les muscles auxquels se distribue le radial.

L'électricité, quel que soit le courant, n'a pas plus d'action sur ces muscles que la volonté. Diminution notable de la sensibilité au niveau du pouce et de l'index. Il existait, au-dessus du cal, des douleurs très-vives quand on venait à comprimer le radial.

Intégrité d'action du triceps, animé par une branche que donne le radial en pénétrant dans la gouttière.

Diagnostic probable : Compression du nerf entre les fragments osseux, et plus tard par le cal.

Pendant deux mois on applique tous les fondants possibles; de plus, on électrise. Insuccès complet.

Opération le samedi 10 septembre. M. Ollier, se proposant de tomber sur le nerf au moment où il se dégage de sa gouttière, fait une incision de 8 centimètres dans la direction présumée du nerf, et dans celle de la cloison intermusculaire externe. Rencontre d'une branche émanée du radial dans le cal lui-même. Cette branche conduit jusqu'au cal, dont on fait sauter un fragment avec précaution. Ce fragment est creusé à sa face interne en forme de gouttière. Le stylet fait distinguer au fond de la dépression une substance molle.

M. Ollier sculpte dans l'os une large gouttière. On voit alors le nerf, renflé comme un ganglion dans la moitié supérieure de la gouttière, étranglé par une pointe osseuse. Cette pointe, obliquement située et paraissant provenir du fragment inférieur, se continue aussi par sa base avec le fragment supérieur, qui se confond lui-même avec le cal périphérique. A ce niveau, le nerf était serré comme dans une ligature ; il avait 3 millimètres d'épaisseur, tandis que la partie renflée au-dessus avait 1 centimètre. Au-dessous de l'étranglement, le nerf reprenait son volume normal, tout en continuant d'être emprisonné dans une étendue de 15 à 20 millimètres. M. Ollier fait sauter la pointe osseuse, reste du pont qui étranglait le nerf, passe un stylet derrière ce dernier pour l'isoler complètement (il était d'ailleurs partout libre), et enlève le périoste avec soin.

Les suites de cette opération furent des plus heureuses.

Le sixième jour, fourmillements. Le 15, on électrise. Le 16, la main se soulève un peu. Au bout d'un mois, amélioration très-sensible. Le malade reprend son travail.

Le 28 septembre 1864, un an après l'opération, tous les mouvements physiologiques étaient rétablis. Il y avait encore cependant, pour les mouvements d'extension forcée, un peu de faiblesse dans le petit doigt et dans l'annulaire.

A propos de cette observation, M. Ollier fait remarquer avec raison que ce qui a permis la compression du nerf dans ce cas, c'est l'augmentation de volume d'une portion du cordon nerveux.

C'est, croyons-nous, également à la compression qu'il convient de rapporter la plupart des paralysies produites par le déplacement d'une tête osseuse. Nous verrons plus loin que d'autres causes peuvent être invoquées dans ces cas. Comme le raisonnement l'indique, quand la tête de l'humérus se déplace et vient se placer dans l'aisselle, la paralysie, si paralysie il y a, est générale pour tous les muscles du membre supérieur.

Nous avons hâte d'arriver à la cause de beaucoup la plus

fréquente de paralysie traumatique du radial, nous voulons parler de la contusion de ce nerf.

Cette lésion du radial se comprend à merveille. En effet, le radial, comme on le sait, émerge du plexus brachial, au niveau du tiers supérieur, pénètre entre le vaste interne et la longue portion du triceps, pour se loger dans la gouttière de torsion qui le conduit jusqu'à la partie inférieure du bras, où il se divise en deux branches importantes : l'une, la postérieure, musculaire; l'autre, l'antérieure, sensitive.

C'est, on le comprend, surtout au niveau de la gouttière de torsion humérale, alors qu'il repose sur ce plan osseux, que le nerf radial peut subir un choc plus ou moins direct, une violence plus ou moins brusque. C'est à ce mécanisme qu'il faut rattacher les paralysies par suite de l'usage de béquilles, paralysies qui surviennent, comme nous le verrons, tout d'un coup, sans prodromes.

C'est ainsi que M. Duchenne a rapporté une observation dans laquelle c'est dans l'instant qui suivit une pression brusque de la béquille sur le bras du malade qu'apparut la paralysie radiale.

Cette paralysie peut frapper tout le plexus ; mais, dans l'immense majorité des cas, le radial seul est en cause.

Pouvons-nous expliquer les motifs de cette préférence ? M. Lafféron (Thèse de Paris, 1868) a consacré une partie de son intéressant travail à donner expérimentalement les raisons de ce fait en apparence assez inexplicable.

Il a fixé, dans l'aisselle d'un certain nombre de cadavres, la poignée d'une béquille, et rapproché le bras du tronc avec des liens, pour imiter autant que possible ce qui se passe chez le malade dans un de ces mouvements où la béquille est serrée énergiquement entre le bras et le tronc.

Les choses ainsi disposées, il découvrit le paquet vasculo-nerveux ; il vit alors que presque toujours le médian, le cubital, le musculo-cutané, etc., fuyaient au devant de la poignée de la béquille, tandis que le radial, reposant seul directement sur un plan osseux, subissait seul la contusion.

M. Lafféron fait intervenir à juste titre, comme cause adjuvante, la garniture insuffisante ou la non-garniture de la poignée de la béquille.

La contusion peut encore se produire suivant d'autres mécanismes.

C'est ainsi que dans l'observation suivante, et qui est due à M. Reuillet, c'est une extrémité osseuse qui est venue contondre le nerf.

Fracture intra-articulaire de l'épicondyle. Luxation du coude en arrière. Paralysie du nerf radial. (Analyse.)

Auguste M..., âgé de 6 ans, est entré à l'hôpital Sainte-Eugénie, salle Napoléon, le 22 janvier 1860, quatre heures après être tombé d'une voiture à bras sur le pavé; c'est le côté droit du corps qui a porté sur le sol dans la chute.

Le coude est énormément tuméfié ; une large ecchymose existe à sa face antérieure ; l'olécrâne fait, en arrière, une saillie considérable. Cette apophyse est remontée au-dessus de l'épitrochlée. On peut imprimer à l'avant-bras des mouvements de latéralité. En appuyant avec le doigt au niveau de l'épicondyle, on perçoit une crépitation osseuse. Le diagnostic porté est : Luxation du coude et fracture de l'épicondyle.

M. Marjolin réduit la luxation, puis il met l'avant-bras demi-fléchi dans une écharpe, et le fixe au tronc avec une bande circulaire ; cette position est maintenue cinq jours, à la suite desquels l'avant-bras est simplement placé sur un coussin recouvert de compresses imbibées de teinture d'arnica, et renouvelées plusieurs fois dans le courant de la journée.

Deux jours après l'arrivée du malade à l'hôpital, on s'est aperçu qu'il y avait une paralysie du nerf radial. Le poignet et les doigts étaient dans la demi-flexion. Le malade ne pouvait les fléchir complètement : il lui était impossible de saisir les objets qu'on lui présentait. Il ne pouvait non plus étendre les doigts. (Reuillet, *Etude sur les paralysies du membre supérieur liées aux fractures de l'humérus.*)

Il nous paraît difficile de rattacher cette paralysie à la fracture de l'épicondyle, car l'auteur n'a signalé ni déplacement des fragments, ni esquilles. Il nous semble plus rationnel de rattacher la lésion normale à la contusion par l'extrémité antibrachiale luxée. Peut-être même pourrait-on invoquer dans ce cas la distension, le tiraillement du nerf, au moment de la production de la luxation.

La contusion peut encore être produite par des projectiles de guerre, par des corps étrangers introduits dans les parties molles ; les fragments d'une fracture, des esquilles détachées peuvent aussi la produire. Tel est le cas que M. Demarquay rapporte dans l'article *Avant-bras* du *Dictionnaire de médecine et de chirurgie pratiques.* Il s'agit d'un artilleur qui reçut un coup de feu qui brisa l'humérus, vers le milieu : la fracture se consolida, et on constata après la formation du cal que le mouvement d'extension des doigts était aboli.

Enfin nous devons citer une variété de contusion du radial intéressante par son mécanisme : nous voulons parler de la contusion qui suit une application de forceps.

Les observations dont l'analyse suit sont extraites du Rapport de M. Blot à la Société de chirurgie sur un Mémoire de M. Guéniot intitulé : *De la Paralysie du bras chez un nouveau-né extrait à l'aide du forceps.*

Dans l'observation de M. Guéniot, on appliqua le forceps directement sur les côtés du bassin, la tête se trouvant en O. I. D. A.

Le point contus répondait exactement à la jonction du cou et de la poitrine : on voyait là une eschare noire, intéressant l'épaisseur de la peau dans l'étendue de 1 centimètre, au niveau du bord antérieur du muscle trapèze.

La paralysie résultant de cette lésion ne fut reconnue par la mère que onze jours après la naissance de l'enfant.

Cette paralysie ne portait que sur le mouvement, la sensibilité était conservée; les fléchisseurs paraissaient moins affaiblis que les extenseurs. Il n'existait d'ailleurs aucune trace de fracture ni de luxation.

A la fin de la semaine qui suivit, une amélioration notable s'était prononcée. A ce moment l'enfant quitta l'hôpital des Cliniques avec sa mère.

Dans l'observation de M. Blot, qui montre toute la gravité de l'affection quand elle n'est pas convenablement traitée au début, il s'agit d'une petite fille de 9 ans, d'ailleurs parfaitement développée et bien portante, qui présentait une paralysie incomplète du bras, de l'avant-bras et de la main gauche. Cette paralysie portait surtout sur les muscles extenseurs. Le deltoïde écarte incomplètement le bras du tronc; l'avant-bras est dans un état presque permanent de demi-flexion sur le bras; les doigts sont assez fortement fléchis dans la paume de la main, et il faut faire un assez grand effort pour les étendre. La sensibilité est parfaitement conservée. Cette enfant avait été extraite avec le forceps, et elle présente sur la tête et le cou des traces de cet instrument.

Malgré des frictions, des bains et plusieurs autres moyens, la paralysie persistait depuis la naissance. M. Blot conseilla l'électrisation : quelques séances semblèrent d'abord apporter une légère amélioration; mais malgré cela, six mois après, l'enfant conservait encore un degré notable de paralysie.

Il est une autre classe de lésions qui peuvent entraîner la paralysie du radial, ce sont les plaies.

Rien n'indique qu'une simple piqûre puisse entraîner la paralysie; nous n'en avons pas trouvé d'exemples.

Quant aux sections du radial, il n'y en a qu'un petit nombre dans la science; cependant il y en a des cas.

Tels sont les deux cas de M. Paget, dans lesquels la section du radial a été accompagnée de celle du médian. Cette double section avait été faite dans les deux cas par une scie circulaire.

Mais si les faits cliniques sont rares, les expérimentations sur les animaux ont permis de constater les effets de la section du radial.

Citons enfin, pour être complet dans l'énumération des causes de paralysie traumatique du radial, un fait curieux observé par Bénédick et rapporté par M. de Saint-Germain dans l'article *Electricité* du *Dictionnaire de médecine et de chirurgie*. C'est un cas de paralysie *a calore* du nerf radial, produite par une brûlure à l'aide d'un fer rouge dans le voisinage du nerf. Cette lésion produisit une paralysie de ce nerf dans tout son trajet, sans que le nerf lui-même ait été affecté ni par l'accident, ni par la cicatrisation.

SYMPTOMATOLOGIE.

Avant d'étudier la paralysie confirmée, dans son plein, nous devons nous demander si elle se révèle par des prodromes plus ou moins significatifs, plus ou moins saisissants qui permettent de soupçonner l'imminence de l'affection.

Dans l'observation placée en tête de notre thèse, nous avons vu que la paralysie était survenue tout à coup, qu'elle a surpris le malade et ne s'est révélée que par les troubles fonctionnels.

Il en est le plus souvent ainsi dans les cas de paralysie tenant à l'usage de béquilles. Dans les nombreuses observations que nous avons recueillies dans les thèses de MM. Taillé, Faria, Lafféron, nous n'avons jamais trouvé de prodromes bien nets. Une seule fois, nous avons vu signaler l'engourdissement, encore cet engourdissement ne précéda-t-il que peu d'instants le développement de la paralysie. Voici cette observation, qui a été publiée dans la *Gazette des hôpitaux*, 1865, et qui est due à M. Hérard :

Paralysie des extenseurs de l'avant-bras et de la main survenue à la suite de la compression du nerf radial par une béquille.

A la fin de décembre 1864, X... fit une chute qui eut pour conséquence une fracture des os de la jambe à la partie inférieure et une luxation du pied ; la consolidation fut lente à se faire, et la rectitude complète du membre ne put jamais être obtenue. Au bout de deux mois, on lui permit de se lever ; mais la marche était très-difficile : le malade était obligé de s'appuyer fortement sur ses béquilles, principalement du côté où la fracture avait eu lieu. Un jour, après une course un peu plus longue que d'habitude, il sentit tout à coup un engourdissement des doigts annulaire et médius de la main gauche suivi presque immédiatement d'impossibilité de les redresser ; quelques heures après, les autres doigts et le poignet étaient atteints. Depuis lors la paralysie a persisté, malgré le traitement mis en usage (électricité, frictions, strychnine à l'intérieur). La conservation de la contractilité électrique permet d'espérer une guérison complète ; mais cette guérison est souvent lente à se produire.

Mais il est des cas où la paralysie du nerf radial est précédée plusieurs mois à l'avance par des sensations douloureuses. Tel est le cas que M. Reuillet rapporte dans sa thèse et qui lui a été communiqué par M. Ollier.

Paralysie du nerf radial consécutive à une fracture de l'humérus. (Analyse.)

André Astier, âgé de 53 ans, entre, le 13 juillet 1867, dans la salle des opérés (service de M. Ollier). Il y a deux mois et demi, fracture de l'humérus gauche à la réunion du tiers inférieur avec les deux tiers supérieurs ; fracture en sifflet, aurait entendu dire le malade à l'hôpital de Saint-Chamond. On appliqua aussitôt un appareil formé d'attelles en bois et de coussinets ne dépassant pas le coude. L'avant-bras, libre de tout bandage, fut placé sur un coussin. Le soir même, œdème considérable du membre qui ne disparaît qu'au bout de quelques jours. Le malade croit se rappeler que les mouvements d'extension étaient possibles alors, mais ses souvenirs sont très-vagues à ce sujet. Ce dont il se souvient parfaitement, c'est qu'il éprouva, dès le moment même de la fracture, des sensations de fourmillements, sensations intenses et douloureuses qui persistent encore actuellement. Le maximum d'intensité était au pouce et à l'index.

En enlevant l'appareil, quarante jours plus tard, on remarqua au niveau de la fracture une petite ulcération due peut-être à la pression de l'appareil.

Au moment de l'entrée à l'Hôtel-Dieu, les extenseurs des doigts et de la main ont perdu leur action : celle-ci est pendante sur l'avant-bras, et les doigts sont à demi fléchis. Atrophie sensible de la région externe et postérieure de l'avant-bras.

Le triceps brachial a conservé son action. Les mouvements de pronation ne s'exécutent pas ; rien par l'électricité. — En examinant la sensibilité sur le trajet du radial, on la trouve obscure mais non abolie.

Les sensations du malade sont variables, lorsqu'on pratique l'exploration à l'aide d'une épingle.

Il apprécie nettement les différences de température. Il n'y a pas de douleurs à la pression même, lorsqu'on explore le long du trajet du nerf radial.

Le malade resta environ un mois à l'Hôtel-Dieu. Au départ, un léger retour de la sensibilité paraissait s'effectuer dans les extenseurs.

Le malade rentre au mois d'octobre suivant. Amélioration très-notable : les mouvements d'extension revenaient peu à peu. A sa sortie en décembre, le malade soulevait sa main qui n'était plus pendante par des contractions de plus en plus énergiques.

Ce malade nous offre un exemple de ce qui se passe généralement dans les cas de compression, et nous verrons, en nous occupant du diagnostic, que ces sensations douloureuses spontanées sont un bon signe de la compression du nerf radial et de tous les nerfs mixtes en général. Et l'absence de ces phénomènes, qui sont si rationnels quand on peut les rattacher à une compression lente et de longue durée, ou à la présence dans un point du trajet du nerf, d'une esquille non encore éliminée, est facile à comprendre alors que la cause agit brusquement comme dans la contusion qui entraîne la suppression, pour ainsi dire instantanée, des fonctions du nerf intéressé.

Quoi qu'il en soit, que ces prodromes se soient montrés ou non, la paralysie ne tarde pas à se confirmer.

La paralysie du radial peut être complète ou incomplète, disent les auteurs, suivant que le radial est atteint dans ses deux fonctions ou que la motilité seule est atteinte. Tout en conservant cette division, nous entendrons par paralysie complète toute paralysie du radial dans laquelle tous les muscles, innervés par ce cordon nerveux sont atteints. La paralysie incomplète sera celle où un muscle ou un groupe de muscles aura conservé la contractilité volontaire.

Ainsi, toute paralysie du radial succédant à une contusion du nerf par la poignée d'une béquille, à une luxation scapulo-humérale, sera une paralysie complète, tandis que la paralysie succédant à toute autre cause pourra être complète ou incomplète, suivant que le radial aura été intéressé plus ou moins haut.

Nous donnerons d'abord le tableau d'une paralysie radiale complète.

Dans le trajet qu'il parcourt de son origine à sa bifurcation, au niveau de la tête du radius, le radial fournit, par sa partie supérieure, cinq ou six rameaux musculaires : trois ou quatre à la longue portion du triceps, un rameau au vaste interne et enfin un rameau commun au vaste externe et à l'anconé.

Au niveau de la portion du radial qui longe le brachial antérieur naissent les rameaux du long supinateur et du premier radial externe.

La branche terminale postérieure du radial fournit deux rameaux supérieurs : le rameau du second radial externe et le rameau du court supinateur; un certain nombre de rameaux postérieurs, ce sont les rameaux de l'extenseur commun des doigts multiples et divergents, le rameau de l'extenseur du petit doigt et le rameau du cubital postérieur; enfin des rameaux antérieurs destinés aux muscles de la couche profonde : le rameau du long extenseur du pouce, celui de l'extenseur propre de l'index, celui du muscle long abducteur du pouce et enfin celui du court extenseur du pouce.

En résumé, par ses rameaux musculaires, le radial préside au mouvement d'extension de l'avant-bras, de la main et des doigts, et d'un autre côté concourt aux mouvements de rotation du radius autour du cubitus.

Eh bien! dans la paralysie complète, nous retrouvons toutes les conséquences de la paralysie de ces muscles. Quand le bras affecté est étendu, la main tombe dans le sens de la flexion et en pronation formant avec l'avant-bras un angle très-prononcé. Il est de toute impossibilité au malade, malgré les efforts de sa volonté, de parvenir à redresser le poignet.

Les doigts sont entraînés dans la flexion et ne peuvent être étendus sur le métacarpe. Le mouvement d'extension impossible pour la première phalange est au contraire observé pour la phalange et la phalangette, que la malade, une fois la main relevée, étend avec une grande facilité :

ce qui s'explique par l'intégrité des interosseux animés par le cubital.

Ne quittons pas les doigts, sans parler d'un phénomène intéressant qui pourrait induire en erreur. Si, la main du malade étant abandonnée à elle-même, on commande à celui-ci d'exécuter un mouvement de flexion, on s'aperçoit que ce mouvement est singulièrement borné : c'est ainsi que le malade serre la main qu'on lui offre avec cette main beaucoup moins énergiquement qu'avec l'autre. On pourrait songer à un affaiblissement des fléchisseurs dû à la parésie du médian.

Mais si on redresse le poignet du malade, et qu'on lui fasse recommencer la manœuvre précédente, on reconnaît que la pression du côté malade n'est pas moins énergique que celle du côté sain.

M. Duchenne a démontré depuis longtemps que cette différence tient à ce que les fléchisseurs étant diminués de longueur par suite de la demi-flexion de la main, ne peuvent plus se raccourcir d'une façon suffisante.

L'avant-bras ne peut être étendu sur le bras par la seule volonté du malade, et dans l'état de repos se trouve dans une demi-flexion. Le triceps brachial est flasque et inerte. Lorsqu'on fait fléchir l'avant-bras sur le bras, on ne remarque pas de saillie au niveau de la partie externe de l'avant-bras, le long supinateur ne s'y dessine pas sous la forme d'une corde raide et tendue. Il est donc paralysé comme les autres muscles innervés par le radial : nous verrons que c'est là un bon élément de diagnostic.

Dans les paralysies incomplètes du radial de cause traumatique dont nous avons pu retrouver les observations, c'est toujours le triceps brachial qui échappe à la paralysie et conserve le mouvement volontaire.

Mais le rôle du clinicien n'est pas fini avec la constatation de l'état paralytique ; il est d'autres phénomènes symptomatologiques moins apparents, et qui ont une importance capitale.

Contractilité électro-musculaire. — En premier lieu, nous devons nous occuper de l'état de la contractilité électro-musculaire. Cette contractilité existe-t-elle toujours ou non dans les paralysies traumatiques du radial ?

Dans toutes les observations où on a recherché l'état de la contractilité électrique quelques jours après l'apparition de la paralysie, on l'a trouvée conservée, mais pas dans son intégrité. Ainsi, chez notre malade, nous avons constaté que le triceps brachial et les supinateurs répondaient infiniment moins bien à l'électricité que les extenseurs du poignet et des doigts. C'est un fait bien souvent constaté, depuis que M. Duchenne a démontré que tandis que dans la paralysie d'origines cérébrale et rhumatismale, les muscles ont conservé intacte leur excitabilité électrique, elle est notablement diminuée dans les paralysies traumatiques.

C'est donc un fait acquis, dans les paralysies traumatiques du radial, si on recherche la contractilité électrique, on la trouve au début de l'affection. Combien de temps persiste cette excitabilité ?

L'éminent observateur que nous venons de citer affirme qu'il l'a trouvée complètement abolie dans tous les cas dix jours au plus après les lésions qui interrompent complètement la continuité des nerfs mixtes. Certes, cette opinion est d'une grand poids ; car, en somme, M. Duchenne ne procède que de l'examen du malade ; ses statistiques méritent donc d'être prises en sérieuse considération.

L'opinion de M. Duchenne n'est par acceptée par MM. Landry, Brown-Séquard et Chauveau qui, au nom de l'expérimentation sur les animaux, veulent assigner à la conservation de l'irritabilité musculaire des limites beaucoup plus reculées.

M. Landry (1), qui a observé avec soin l'irritation musculaire après la section des nerfs mixtes, se servait d'abord

(1) Traité des paralysies.

de courants très-faibles, et était obligé, pour obtenir des contractions, d'augmenter à chaque examen l'intensité du courant excitateur. Il croit avoir observé, cinq jours après la section du nerf, un commencement de diminution de l'irritabilité musculaire; quinze jours après la section du nerf, la diminution était notable. Au bout de six semaines à deux mois, les courants les plus énergiques ne provoquaient que quelques oscillations fibrillaires. Et cet auteur corrobore ses expériences sur les animaux d'une observation qui lui est personnelle. Sur un coiffeur paralysé depuis onze semaines des muscles postéro-externes de l'avant-bras, à la suite d'une plaie contuse intéressant le nerf radial, cet auteur affirme avoir provoqué, au moyen de l'électro-puncture, dans ces muscles déjà atrophiés, des contractions fibrillaires qui se traduisaient par les oscillations des aiguilles.

A ce propos, M. Landry fait observer que M. Duchenne n'agit pas directement sur les fibres musculaires comme on doit le faire pour s'assurer de leur irritabilité.

M. Duchenne agit-il, comme il le prétend, à travers la peau directement sur les muscles et aussi bien qu'en les mettant à découvert, c'est ce dont il est permis de douter en présence de l'expérience suivante que nous demanderons la permission de citer.

Cette expérience a été communiquée à M. Magnien par M. Chauveau (Magnien, Th. Paris, 1866).

« Le mardi 17 novembre 1857, j'excise 5 centimètres du nerf poplité externe gauche d'un cheval vigoureux. Un mois après la résection, je rase les poils sur la face antéro-externe de chaque jambe. Les muscles paraissaient avoir à peu près le même volume des deux côtés. On applique les rhéophores d'une pile sur les muscles du côté sain, on obtient des contractions énergiques. On les applique sur les muscles du côté opposé, rien, absolument rien; sur le biceps fémoral du même côté, on obtient de belles contractions. Alors on met à nu les muscles paralysés, et on applique l'excitation directement sur eux, l'instrument gradué au minimum : de vives contractions se manifestent.

M. Tillaux rapporte, dans sa thèse d'agrégation (1), une expérience analogue de M. Vulpian sur le facial.

De ces expériences, il est permis de conclure que l'excitation électrique n'agit pas aussi bien à travers les téguments que sur les muscles eux-mêmes, ce à quoi on pourrait arriver sur le malade au moyen de l'électro-puncture.

M, Chauveau pense que M. Duchenne, par l'intermédiaire des téguments, n'agit que sur les extrémités nerveuses qui, comme l'ont prouvé les expériences de M. Longet, ne conservent leur excitabilité que très-peu de jours.

De pareils faits réclament de nouvelles observations sur le malade, et on comprend la nécessité de nouvelles recherches dans ce sens.

En effet, M. Duchenne affirme la perte de l'irritabilité musculaire, lorsque par l'excitation à travers la peau il ne peut plus obtenir de contractions ; et en conséquence, lorsque pendant les jours qui suivent une lésion traumatique d'un nerf, il ne trouve pas, par ses procédés d'investigation, de persistance de l'irritabilité musculaire, il considère la faradisation comme inutile, et conseille d'attendre le retour de l'action nerveuse, qui ne s'effectue qu'après quelques mois, une année même, suivant les observations de Paget. Mais alors il peut être trop tard ; car les muscles ont dû subir une atrophie extrêmement avancée, parfois complète, et le rétablissement de la motricité du nerf sera à peu près inutile, au moins pendant un temps fort long.

Il est un autre phénomène qui survient dans les paralysies déjà anciennes ; nous voulons parler de l'atrophie des muscles paralysés.

Atrophie musculaire.—Malgré l'indépendance complète de l'irritabilité musculaire, il y a toujours après la lésion traumatique profonde d'un nerf mixte une atrophie progressive des muscles animés par ce nerf. Et cette atrophie se fait dans

(1) Concours d'agrégation, 1866.

un temps beaucoup plus court qu'on ne l'observe après la solution de continuité des nerfs purement moteurs.

A quoi est due cette atrophie? Pour M. Longet, l'inaction des muscles paralysés n'est pas la cause de leur atrophie et de la perte consécutive de leur contractilité. D'après cet auteur, l'atrophie tiendrait à la paralysie des fibres nerveuses qui anime les dernières ramifications artérielles.

M. Brown-Séquard pense au contraire devoir attribuer l'atrophie musculaire à l'absence d'action prolongée et complète. Il affirme de plus que le galvanisme peut remplacer complètement l'action nerveuse soit pour maintenir, soit pour rétablir la nutrition du muscle, malgré l'absence persistante et complète de l'influx nerveux. Cette opinion s'appuie sur des faits pathologiques nombreux. Nous citerons à ce sujet une observation de M. Duchenne (de Boulogne), intéressante à plus d'un titre.

Paralysie atrophique par compression du nerf radial datant de six ans. (Analyse.)

Meloni, âgé de 32 ans, a été atteint, depuis plusieurs années, d'une maladie de l'humérus du côté droit qui a occasionné plusieurs fistules par lesquelles sont sorties quelques portions d'os nécrosé.

Il y a cinq mois à peu près, une nouvelle fistule s'est ouverte au milieu du tiers inférieur et postérieur du bras; mais le travail inflammatoire qui l'a précédée a occasionné un engourdissement dans les doigts de la main de ce côté, bientôt suivi de la paralysie de l'avant-bras et de la main.

Le jour où le malade fut soumis à la faradisation, c'est-à-dire six mois après le début de la paralysie, il présentait les symptômes suivants : l'avant-bras était beaucoup moins développé que du côté opposé; l'atrophie affectait principalement toute la masse musculaire située à la région antibrachiale postérieure; la sensibilité cutanée était normale, et la température sensiblement plus basse que celle du côté sain. Le malade disait éprouver un sentiment de froid continu dans la partie postérieure de l'avant-bras et de la main. Impossibilité d'étendre le poignet et les premières phalanges, de mettre la main en supination, de la porter dans l'abduction ou dans l'adduction, de mettre le pouce dans l'abduction ou d'en étendre les phalanges; la flexion de l'avant-bras sur le bras est très-affaiblie. Tous les mouvements exécutés par les muscles de l'avant-bras placés sous la dépendance du médian et du cubital se faisaient avec si peu de force que le malade était privé à peu près de l'usage de son membre. Les muscles innervés par le radial avaient perdu de leur contractilité électrique, mais d'une manière inégale.

Les extenseurs des doigts, dont la contractilité musculaire avait surtout été atteinte, reprirent leur motilité les derniers, après six semaines de traitement. A cette époque, l'avant-bras était presque aussi volumineux qu'avant l'accident. Le membre reprit sa température normale en quelques séances.

Cette observation nous montre, de plus, jusqu'à quel point les nerfs voisins du nerf malade peuvent être intéressés, et cela en vertu d'une certaine solidarité que M. Duchenne a signalée sans pouvoir en donner le mécanisme.

Sensibilité musculaire.—Ne quittons pas la symptomatologie musculaire sans parler d'un symptôme important au point de vue du pronostic : l'état de la sensibilité musculaire. Il est des cas où la contractilité électro-musculaire étant abolie, le malade a conscience du courant qui traverse ses muscles.

Il est d'autres cas, au contraire, dans lesquels le malade ne perçoit pas cette sensation.

M. Duchenne, dont il faut rappeler le nom à chaque instant dans la question qui nous occupe, en a publié une observation fort intéressante.

Il s'agit d'un canneleur, de 39 ans, le sieur Lambert, qui, dans une rixe, se luxa l'épaule gauche. Un mois après l'accident, il fut adressé à M. Duchenne, qui constata une paralysie du membre supérieur; tous les muscles du bras et de l'avant-bras avaient conservé leur sensibilité musculaire, à l'exception des muscles innervés par le radial, chez lesquels elle était complètement abolie. La sensibilité cutanée était partout normale.

M. Duchenne annonça que tous les muscles placés sous la dépendance du radial s'atrophieraient quoi qu'on fasse, et que la nutrition et le mouvement volontaire ne commenceraient à reparaître que huit à dix mois après le début de la paralysie, c'est-à-dire après la régénération du nerf.

L'événement a entièrement justifié ce pronostic, et tandis que, la faradisation localisée ayant été pratiquée exactement et de la même manière sur tous les muscles du membre paralysé, tous les autres muscles se contractaient énergiquement sous l'influence de la volonté, le septième mois après l'accident, les muscles animés par le nerf radial sont restés paralysés, et sont tellement atrophiés que la peau de la région postérieure de l'avant-bras paraît appliquée sur les os.

Nous en avons fini avec l'étude des symptômes tirés de l'état des muscles. Nous arrivons maintenant à l'étude de la sensibilité cutanée dans les paralysies traumatiques du radial.

Etat de la sensibilité cutanée. — Dans l'observation qui se trouve placée au début de cette thèse, nous avons signalé la conservation parfaite de la sensibilité sous toutes ses formes.

Cette conservation de la sensibilité est-elle exceptionnelle ou non? Quel en est le mécanisme? Telles sont les deux questions que nous allons essayer de résoudre.

Avant de chercher à nous expliquer le mécanisme de la

sensibilité, nous avons recherché toutes les observations de paralysie traumatique du radial, dans lesquelles on a constaté avec soin l'état de la sensibilité ; nous en avons relaté, chemin faisant, un certain nombre, et on a pu remarquer que dans toutes ces observations nous trouvons au symptôme sensibilité : la sensibilité est conservée à un degré plus ou moins notable. Qu'on nous permette de citer encore un certain nombre de ces observations.

Nous extrayons de la thèse de M. Lafféron les observations suivantes :

Geanthelot, conducteur au 8e d'artillerie, entré à l'hôpital militaire de Rennes, le 23 juillet 1861. Ce militaire avait fait deux mois auparavant un long séjour à l'hôpital pour une fracture comminutive de la jambe.

Depuis sa sortie, il a toujours marché avec des béquilles. Il rentre aujourd'hui à l'hôpital parce que ses plaies se sont rouvertes, et aussi parce qu'il est atteint d'une paralysie de la main droite. Ce militaire offre tous les caractères de la paralysie du nerf radial : Flexion des doigts et de la main, extension volontaire impossible, mouvements latéraux également abolis. La sensibilité cutanée est absolument conservée. (Extr. du Mém. de M. Bachon.)

Note recueillie dans le service de M. Verneuil, par M. Farabeuf, interne des hôpitaux.

Leclerc (François), 47 ans, entré à l'hôpital Lariboisière le 12 octobre 1867, service de M. Verneuil, salle Saint-Augustin, n° 12.

Fracture du tiers supérieur du fémur droit, il y a quatre mois. Consolidation. Pendant la convalescence, emploi de béquilles non garnies à partir du cinquantième jour après l'accident. Le malade glisse le 8 octobre. La paralysie du bras l'empêche de se relever. Contusion du col qui devient douloureux. Il entre à Lariboisière le 12 octobre. Un mois avant cette époque le malade s'est aperçu d'une faiblesse survenue tout à coup dans le bras, puis ayant augmenté progressivement. A son entrée à l'hôpital la sensibilité se montre intacte aux régions antérieure et interne du membre supérieur.

Dans les autres régions de ce membre une épingle enfoncée dans les chairs lui paraît une mouche sur la peau. Il semble donc que les nerfs de cette région aient perdu la sensibilité de contact et ne transmettent plus celle de douleur que transformée en impression de contact.

Quant aux muscles la contractilité est très-affaiblie dans le triceps, les extenseurs et les fléchisseurs de la main des doigts.

Dans ce cas, la sensibilité est atténuée, mais il est bon de noter que le radial n'était pas seul atteint par la lésion et que le médian avait été également intéressé. Nous verrons plus loin quelle est l'importance de cette remarque.

M. Demarquay (*loc. cit.*) rapporte le fait suivant :

Guérard cite l'observation d'un homme qui, s'étant endormi la tête appuyée sur l'avant-bras gauche, eut à son réveil une paralysie des muscles extenseurs et supinateurs de la main et des doigts avec conservation de la sensibilité.

Paralysie des extenseurs du poignet et des doigts consécutive à la compression de l'avant-bras pendant une attitude fausse et prolongée. (Analyse.) Duchenne.

Philippe Petit, âgé de 17 ans, d'une bonne constitution; pas d'antécédents rhumatismaux, syphilitiques ou saturnins. Le 7 mars 1850 étant au spectacle, ce jeune homme resta pendant plusieurs heures dans une fausse position, les deux mains appuyées sur une rampe, le poids du coprs portant sur les membres supérieurs, principalement sur le bras gauche. En rentrant chez lui, il s'aperçut que les poignets tombaient sans qu'il pût les relever. Ni fourmillements, ni picotements, ni engourdissement dans les doigts.

Pas de céphalalgie ni de fourmillements dans les membres inférieurs. Le lendemain les mouvements étaient revenus du côté droit. Du côté gauche la paralysie s'était aggravée. Pas d'amélioration par les frictions ammoniacales. Par les vésicatoires à la strychnine les mouvements d'extension du poignet étaient seuls revenus mais faiblement. M. Duchenne appelé à la fin de juin 1850 constate l'état suivant : avant-bras gauche moins volumineux que celui du côté opposé; poignet fléchi sur l'avant-bras ne pouvant exécuter que des mouvements d'extension très-limités; suppuration impossible. Extension des doigts, adduction et abduction du poignet perdues ; tous les autres mouvements du membre intacts.

La sensibilité cutanée était un peu diminuée.

M. le professeur Tardieu dans son traité de la suffocation a publié la relation médico-légale d'un accident survenu le 7 mai 1848 dans un atelier de femmes dont un grand nombre faillirent périr étouffées. De cette relation nous extrayons l'observation suivante :

Contusion du bras. Paralysie. (Analyse.)

Femme Sicot, 35 ans. Pressée contre une muraille elle soutint quelque temps l'effort avec son bras gauche, mais vaincue et collée contre le mur, elle sentit ce bras violemment froissé dans cette position où il supportait toute la pression. Au niveau de l'attache du deltoïde, un peu au-dessus, un peu au-dessous, au niveau de la gouttière radiale, fortes traces de contusion : bleus bien marqués. Le bras conserve une paralysie des muscles extenseurs de l'avant-bras, de la main et des doigts. L'avant-bras est en demi-flexion sur le bras, la main en demi-flexion sur l'avant-bras. Les doigts sont repliés sur la main sans que la malade puisse s'y opposer. Du reste, elle ne souffre nullement de ce membre, seulement on provoque un peu de douleur en appuyant sur le trajet du radial. La sensibilité du membre est conservée intacte : la malade accusait seulement un peu d'engourdissement dans les deux derniers doigts.

Comme on le voit, toutes ces paralysies traumatiques du radial nous présentent cette double symptomatologie, paralysie musculaire absolue et sensibilité conservée, à peine atténuée dans certains cas.

Du reste la majorité des auteurs signale, sans y attacher, à notre avis, l'importance qu'elle mérite, la conservation de la sensibilité. C'est ainsi que M. Legouest, dans son traité de la chirurgie d'armée, dit à propos de la section des nerfs chez l'homme : « La section des cordons nerveux considérables détermine l'abolition de la sensibilité et du mouvement soit isolément, soit simultanément dans les parties innervées par les nerfs divisés.

« La perte de la sensibilité est en général moins complète que celle du mouvement ; l'insensibilité peut disparaître dans un laps de temps peu considérable, et ne laisser après elle qu'un peu d'affaiblissement dans les perceptions. »

M. Duchenne dit en note d'une observation : « J'avais remarqué que la commotion ou la contusion des troncs nerveux mixtes occasionnait généralement plus de troubles de la motilité que du sentiment. »

M. Tillaux (*loc. cit.*) résumant l'état de la science à ce sujet, fait remarquer qu'on observe assez fréquemment seulement une diminution de la sensibilité dans les lésions physiques des nerfs mixtes.

C'est ainsi, dit-il, que la compression peut produire cette paralysie incomplète, lorsqu'une tumeur, par exemple, agit lentement sur un tronc nerveux. Il en est de même de la contusion superficielle.

C'est à ces cas qu'on donne également le nom de paralysie incomplète. Mais dans tous ces cas de contusion dite superficielle, assertion qui n'est rien moins que démontrée dans tous les cas où on l'émet, nous avons vu la contractilité volontaire absolument abolie pendant un certain temps, et la sensibilité absolument intacte. Devons-nous admettre ces paralysies incomplètes? faut-il croire que la lésion traumatique, quelle qu'elle soit, qui a frappé tous les tubes nerveux moteurs ait soigneusement respecté les tubes nerveux sensitifs? Evidemment non, surtout en présence des faits de conservation de la sensibilité qui est à peine atténuée après des sections de troncs mixtes, sous peine de considérer la section d'un nerf comme une lésion incomplète de ce nerf.

Certes les cas de sections du radial sont rares, mais n'existe-t-il pas dans la science un certain nombre d'observations mémorables qui nous montrent que dans des nerfs voisins du radial, mixtes comme lui, le médian, le cubital, les mêmes phénomènes de conservation de la sensibilité se sont manifestés bien souvent.

C'est ainsi que M. Paget a publié deux cas de section complète du médian et du radial au niveau du poignet: au bout de dix à quinze jours on commença à observer des signes de sensibilité, un mois après l'accident le petit malade qui fait objet de la première observation pouvait discerner nettement le contact de la pointe d'un crayon avec le médius et l'annulaire. La sensibilité était moins accusée à l'index et au pouce.

M. Tillaux pour expliquer cette réapparition si prompte de la sensibilité, pense que chez cet enfant la régénération du nerf s'est faite très-rapidement, et il cite à ce propos l'opinion de Schiff qui, dans une note lue à l'Académie des Sciences le 5 mars 1854, dit avoir observé sur des chiens et des chats le fait suivant : un nerf mixte reprendre ses fonctions sensitives de sept à treize jours après la section. Mais il est permis d'en conclure que les expériences de Schiff sont un nouvel appoint à la thèse que nous soutenons, et prouvent que la sensibilité après quelques jours de stupeur ne tarde pas à réapparaître.

Citerons-nous le cas bien connu de M. le professeur Richet, dans lequel vingt-quatre heures après la section du médian au poignet, on trouva la sensibilité intacte dans toutes les parties de la main à l'exception des deux dernières phalanges de l'index? A cette occasion M. Richet n'hésita pas à dire, le premier, que dans la section du médian la conservation de la sensibilité doit être la règle.

Il n'est pas jusqu'à l'observation fameuse de M. Nélaton (ablation d'un névrome du médian, résection d'une certaine portion du nerf, et suture des deux extrémités) qui a été le sujet d'une lecture de M. Houel à la Société de la chirurgie le 22 juin 1864, et qui est citée comme un exemple de suture nerveuse suivie de succès, qui ne soit, à notre avis, une preuve de la conservation de la sensibilité dans la section d'un nerf mixte. Il y est dit qu'immédiatement après l'opération, il y avait une paralysie complète du sentiment dans toutes les parties où se distribue le médian.

Comment avait-on constaté ce résultat? en passant un ruban sur les dernières phalanges du pouce de l'index et du médius. Il nous semble que par une exploration si incomplète, on peut à peine affirmer une atténuation légère de la sensibilité. Le même reproche peut s'adresser à l'exploration qui fut faite le samedi suivant, après la suture, à l'aide d'un morceau de papier : on constata, dit M. Houel, qu'il n'y avait aucune sensibilité sur le trajet des nerfs collatéraux palmaires du pouce ; de l'index et du médius. Le mardi suivant la sensibilité est parfaite.

Nous verrons plus loin comment on peut expliquer cette atténuation de la sensibilité dans les premières heures et même les premiers jours qui suivent l'accident.

Enfin M. Paulet dans un mémoire dont l'analyse a paru en 1868 dans l'Union médicale a rapporté un grand nombre de faits de réapparition rapide de la sensibilité, en flagrant désaccord avec les notions connues de la physiologie nerveuse. C'est ainsi qu'il rapporte le fait cité dans la clinique des plaies par armes à feu de Baudens, dans lequel la sensibilité a persisté malgré la section de toutes les branches terminales du plexus brachial, moins le nerf radial, et le fait de MM. Leudet et Delabord (de Rouen) relatif à un individu qui avait eu le nerf médian complètement divisé, chez lequel, ainsi que l'autopsie le démontra au bout de trente-sept ans, la continuité ne s'était pas rétablie, et qui cependant n'avait pas perdu la sensibilité des parties auxquelles se rend le nerf médian.

Il rapporte également dix-huit cas de névrotomie avec résection dans lesquels la sensibilité s'est rétablie promptement, et il ajoute même : « enfin dans certains cas la résection d'un nerf important n'a troublé en rien la sensibilité. »

M. Paulet cherchant à expliquer ces faits se demande s'il faut admettre le rétablissement des fonctions nerveuses par la voie des anastomoses, et revenir à cette ancienne théorie rejetée depuis trente ans.

Il penche plutôt vers la pensée d'anastomoses terminales analogues à celles qu'on observe dans les moignons d'amputation, et qui établissent des relations entre les extrémités terminales des nerfs coupés.

Cependant dans cette supposition des anastomoses périphériques existant normalement, M. Paulet se demande pourquoi elles ne fonctionnent pas toujours après la section du tronc nerveux.

Dans la discussion qui suivit le rapport de M. Tillaux sur le mémoire de M. Paulet, M. Broca a cherché à expliquer pourquoi la sensibilité n'apparaît pas toujours dans son intégrité, en rapportant la disparition complète de l'innervation et la lenteur de son rétablissement, à la stupeur nerveuse succédant au traumatisme, stupeur qui dure plus ou moins longtemps et à laquelle succède le réveil progressif de la sensibilité.

Nous trouvons de nouveaux exemples de la conservation de la sensibilité après une lésion bien complète du radial, après la section de ce cordon nerveux sur des animaux, dans le mémoire fort intéressant que MM. Arloing et Tripier ont publié dans les Archives de physiologie de 1868, et qui est intitulé « Recherches sur la sensibilité des téguments après la section des nerfs de la main. »

Ces auteurs ont institué plusieurs séries d'expériences sur le chien et sur le chat. Nous donnerons une analyse des expériences qui ont été pratiquées sur le radial, expériences qui rentrent plus directement dans notre sujet.

Dans une première série d'expériences le radial a été sectionné à des hauteurs différentes.

1re Expérience. — Section des deux branches cutanées du radial sur la face antérieure de l'avant-bras et à la partie moyenne.

Au bout d'une heure, la face palmaire présente une sensibilité très-vive à la piqûre d'une aiguille. Pour la face dorsale de tous les doigts, ainsi que pour leurs faces latérales, les piqûres légères sont à peine perçues, mais la sensibilité devient évidente dès que l'on saisit la peau entre les mords d'une pince.

2e Exp. — Section des deux branches cutanées du radial au niveau du tiers inférieur et externe du bras au sortir de la gouttière de torsion de l'humérus.

Au bout d'une demi-heure. Face palmaire, sensibilité normale. Face dorsale, sensibilité atténuée partout à l'exception du bord externe du petit doigt et du bord interne de l'index.

3e Exp. — Section au même point. Comme dans la dernière expérience.

4e Exp. — Jeune chat. Section des deux branches cutanées du radial à 1 centimètre et demi au-dessous du pouce.

Au bout d'une demi-heure. Face palmaire, sensibilité normale. Face dorsale : la sensibilité quoique manifeste dans l'index, le médius, et la moitié interne de l'annulaire, y est moins vive que dans la moitié externe de ce dernier doigt et dans l'auriculaire.

Cette première série d'expériences permet de conclure que la section du radial modifie à peine l'état de la sensibilité à la face dorsale des doigts.

On se rappelle que c'est à cette même conclusion que l'étude des observations cliniques nous avait conduit.

Dans une seconde série d'expériences, les expérimentateurs ont sectionné les nerfs deux à deux.

Voici les expériences qui portent sur la section du radial combinée à celle du médian.

1re Expérience. — Jeune chien. Sur la face interne du bras gauche, on fait la section du médian, puis on passe à celle du radial (branches musculaire et cutanée) sur la face externe et inférieure du même bras.

Après un instant de repos, on constate : face palmaire, anesthésie du bord interne de l'index ; dans tout le reste des coussinets, la sensibilité persiste.

Face dorsale, atténuation marquée de la sensibilité pour tous les doigts.

2e Exp. — Vieux chien de chasse. Section de toutes les branches du radial au sortir de la gouttière de torsion de l'humérus. Le lendemain on résèque le nerf médian au pli du bras.

Une heure et demie après l'opération. Face palmaire, auriculaire, annulaire et médius très-sensibles partout ; index très-sensible en dehors, sensibilité légèrement atténuée près du bord interne.

Face dorsale : la sensibilité de tous les doigts est très-atténuée.

3e Exp. — Sur la patte droite d'un chat qui avait eu déjà une résection du radial on coupe le nerf médian. Au bout d'une demi-heure, on examine la sensibilité des doigts.

Face palmaire : insensibilité de l'index et du médius, le

bord interne de l'annulaire est manifestement sensible ; le bord externe de celui-ci et le petit doigt sont très-sensibles.

Face dorsale : l'annulaire et l'auriculaire seuls sont sensibles.

Il est bon de noter que ces résultats ont été obtenus une demi-heure après la section, par conséquent en pleine stupeur nerveuse.

De ces résultats nous pouvons conclure avec les auteurs que chez le chien, la section du médian et du radial entraîne l'anesthésie incomplète de la moitié externe de l'index et complète du lobe interne du gros coussinet.

Il est intéressant de rapprocher de ces faits expérimentaux, la seconde des observations que Paget a publiées sur la section simultanée du radial et du médian.

Dans cette observation, il s'agit, comme dans celle que nous avons signalée plus haut, d'un jeune enfant de 13 ans dont le médian et le radial avaient été sectionnés par une scie circulaire. Deux ou quinze jours après l'accident, il reparut une légère sensibilité dans les doigts.

Nous devons maintenant, comme nous nous le sommes proposé, rechercher par quel mécanisme est assurée la conservation de la sensibilité dans le cas où le radial es intéressé seul, ou concurremment avec le médian.

C'est encore dans le mémoire de MM. Arloing et Tripier que nous en trouvons l'explication la plus rationnelle.

En effet, ces auteurs poursuivant leurs expériences sectionnent deux troncs du bras sur trois. Les résultats qu'ils obtiennent en interrogeant l'état de la sensibilité montrent clairement qu'il est impossible de délimiter exactement les parties de la peau qui seraient sous la dépendance fonctionnelle de tel ou tel tronc; une certaine corrélation doit donc exister entre le radial, le cubital et le médian.

Comment s'établit cette corrélation?

Est-elle due à l'existence des filets anastomotiques qui se détachent d'un tronc pour s'accoler à un autre tronc, par la disposition en arcades de deux filets nerveux. MM. Arloing et Tripier ont réfuté expérimentalement cette opinion. En effet, en reportant leurs sections plus haut, sur les branches métacarpiennes, ils ont constaté que ces sections n'anéantissent pas la sensibilité dans les téguments.

Ils ont donc été conduits, pour rechercher où cette corrélation des nerfs s'établissait, à sectionner les nerfs collatéraux des doigts. Voici ce qu'ils ont observé. La section d'un seul nerf collatéral ne produit aucun changement dans la sensibilité. La section de deux nerfs collatéraux modifie à peine la sensibilité.

La section de trois nerfs collatéraux s'accompagne d'une atténuation un peu plus marquée de la sensibilité. La section des quatre nerfs collatéraux entraîne la paralysie complète des téguments du doigt.

Pour répondre à l'objection qui expliquerait la conservation de la sensibilité par des rameaux anastomotiques directs rejoignant les nerfs collatéraux au-dessous des sections, MM. Arloing et Tripier ont pratiqué les sections à des hauteurs bien différentes depuis la racine du doigt jusqu'aux environs du bourrelet. Du reste s'il existait des anastomoses de ce genre, la sensibilité ne disparaîtrait pas après la section du quatrième nerf collatéral.

De ce qui précède, il est facile de comprendre pourquoi après les sections isolées ou combinées des troncs nerveux de la patte, la sensibilité ne se modifie pas ou s'atténue d'une façon variable ou disparaît même complètement dans tel ou tel doigt suivant que ces sections privent tel ou tel doigt de trois ou quatre de ses nerfs collatéraux.

Mais ces expérimentateurs ont été plus loin, ils ont sectionné deux des troncs nerveux de la patte vers le milieu de l'avant-bras, et ils ont recherché l'état de la sensibilité des bouts périphériques, un seul nerf restant intact. Ils ont trouvé que ces bouts périphériques conservaient de la sensibilité.

Ainsi donc les impressions sensitives peuvent gagner les centres nerveux en cheminant d'un tronc sur les troncs nerveux.

Il y a donc très-probablement, aux dernières limites des branches terminales des nerfs de la patte, un plexus commun périphérique, plexus qui mettant en communication les dernières ramifications nerveuses, permettrait à la sensibilité de gagner l'encéphale tant qu'il reste un seul tronc intact dans le membre.

Du reste, ce plexus périphérique démontré physiologiquement par Arloing et Tripier avait été constaté anatomiquement par M. Robin qui, à propos du cas de M. le professeur Richet, avait proposé l'explication suivante : la sensibilité conservée pourrait tenir à ce que les filets nerveux qui vont se perdre dans les corpuscules du tact tirent leur origine d'anses terminales rattachées d'une part au médian et d'autre part au nerf radial par exemple.

M. Robin a suivi au microscope les filets qui partent de ces anses, il les a vus très-nettement. Ils ont un diamètre d'à peu près un dixième de millimètre et un trajet de 4 à 10 millimètres avant de se terminer dans les corpuscules du tact.

Des observations qui précèdent, et des expériences si ingénieuses et si rigoureuses de MM. Arloing et Tripier, nous pouvons conclure que dans tous les cas de paralysie traumatique du radial bien isolée, et il est assez facile de s'en assurer par l'examen de l'état des muscles innervés par le médian et le cubital, la sensibilité cutanée est conservée. Nous n'osons dire dans toute son intégrité, car notre malade n'est venu à l'hôpital que huit jours après l'accident, et dans les diverses obervations que nous avons rappelées, les auteurs n'ont pas non plus assisté au début de l'affection.

Il est probable qu'il se passe chez l'homme, ce que MM. Arloing et Tripier ont noté chez les animaux : il y a vraisemblablement au moment de l'accident une atténuation qui peut durer quelques heures, quelques jours peut-être, au bout desquels la sensibilité reprend toute son intégrité. Cette courte période d'atténuation peut être rattachée à la stupeur nerveuse succédant au traumatisme, pour employer l'heureuse expression de M. le professeur Broca.

Mais le radial peut ne pas être lésé isolément ; le médian peut, lui aussi, avoir subi les atteintes du traumatisme. Dans ces cas, la sensibilité sera manifestement conservée dans le doigt médius dont un des filets collatéraux, le filet collatéral dorsal interne fourni par le cubital est intact. Le pouce et l'index dont les quatre rameaux nerveux collatéraux sont détruits au point de vue fonctionnel, présenteront de l'anesthésie. Mais cette anesthésie ne sera pas de longue durée, ainsi qu'en témoignent, entre autres faits, les observations de Paget et de Laugier (1). Au bout d'un temps variable, mais toujours trop court pour qu'il soit permis de croire à une réunion, on retrouvera des signes manifestes de sensibilité, ce qui s'explique par l'intégrité du troisième tronc nerveux, le cubital.

Que si les trois gros troncs nerveux du membre sont lésés, la paralysie de la sensibilité sera complète et cela jusqu'à la régénération complète des nerfs lésés.

Telles sont les conclusions, peut-être prématurées, que l'étude de la sensibilité dans la paralysie traumatique du radial nous a suggérées.

Nous ne dissimulons pas que pour donner à ces conclusions des bases solides, il faudrait des observations cliniques plus nombreuses et le contrôle de nouvelles expériences, mais nous le répétons, c'est à notre avis l'explication la plus rationnelle des faits cliniques.

Troubles de nutrition.—Il ne nous reste plus pour en finir avec la symptomatologie qu'à signaler les troubles de nu-

(1) Cas de section complète du médian et incomplète du radial présenté à l'Institut le 20 juin 1864.

trition qui se passent du côté de la peau et des annexes de la peau. Mais, comme ces phénomènes ne se montrent guère que dans les cas où le plus grand nombre des nerfs du bras ont été lésés, on comprendra que nous n'en disions que quelques mots.

MM. Mitchell, Morehouse et Keen (1) ont surtout bien démontré et décrit ces troubles de nutrition.

Ainsi, d'après ces auteurs, la peau au bout d'un certain temps se dessèche et s'amincit. Un fait à peu près constant lorsqu'on rencontre l'amincissement de la peau, c'est l'apparition d'éruptions vésiculeuses. Le malade qui fait l'objet de la première observation de Paget, l'enfant de 11 ans, revint à l'hôpital quelques mois après en être sorti pour de vastes ampoules qu'il portait à la main dont les nerfs avaient été sectionnés ; cet enfant avait exposé ses deux mains à la même température.

Il survient également des altérations intéressantes du côté des ongles.

Les altérations les plus fréquentes consistent en une courbure suivant leur grand axe, et une incurvation des parties latérales. Quelquefois il y a un épaississement de la peau à la racine de l'ongle. D'autres fois la peau à ce niveau se rétracte et laisse presque à nu la matrice de l'ongle.

En même temps, on observe parfois des troubles du côté de la calorification. Nous avons rapporté chemin faisant une observation de M. Duchenne (de Boulogne), dans laquelle ce symptôme était très-accusé. Le malade accusait une sensation de froid très-intense qui disparut après quelques séances de faradisation.

DIAGNOSTIC.

Le diagnostic de la paralysie traumatique du radial comprend trois points :

1° Y a-t-il une paralysie du radial ?

2° Cette paralysie est-elle d'origne traumatique ?

(1) Lésions traumatiques du système nerveux.

3° A quelle variété de traumatisme faut-il attribuer la paralysie ?

Les deux premiers points sont faciles à résoudre. En effet, les symptômes de la paralysie radiale sont nets : on peut même dire qu'il est peu d'affections aussi faciles à reconnaître.

Pour affirmer le diagnostic de paralysie traumatique, il existe également un certain nombre de signes.

Et d'abord, avant tout, il y a les commémoratifs. Dans le cas qui nous occupe, il y a un choc, une luxation, une pression sur un point du membre, ou enfin une plaie ; toutes choses qui n'existent pas dans les autres paralysies de l'avant-bras localisées aux muscles innervés par le radial. Un autre ordre de signes, signes négatifs, ceux-là se tirent de l'absence d'antécédents saturnins et d'exposition au froid.

Mais en l'absence de tout commémoratif, il peut être intéressant de faire le diagnostic, car la confusion est possible, ainsi que le montrent les faits suivants :

M. Hérard (loc. cit.) rapporte qu'il a observé une femme qui a succombé aux graves atteintes d'un alcoolisme aigu et chez laquelle tous les accidents de la paralysie ont débuté par les extenseurs de la main et du poignet.

Ce n'est qu'au bout d'un certain temps que la paralysie a envahi les fléchisseurs.

Dans une autre observation publiée dans la *Gazette des hôpitaux*, de 1845, il s'agit d'un débardeur de 45 ans, qui eut une paralysie des membres extenseurs et supinateurs de la main gauche avec une conservation de la sensibilité après un excès de table et de boisson.

Dans ces cas il faut se rappeler ce fait important démontré par M. Duchenne : c'est que dans les paralysies d'origine cérébrale et rhumatismale, les muscles ont conservé intacte leur excitabilité électrique, tandis qu'elle est toujours diminuée dans les paralysies traumatiques. De plus il est rare que les paralysies d'origine centrale ne se généralisent pas rapidement.

Dans la paralysie saturnine, la contractilité électrique est abolie. De plus, chez les saturnins, par un privilége inexpliqué, le long supinateur conserve toute son action et en faisant fléchir l'avant-bras sur le bras, on peut sentir au niveau du coude une sorte de corde dure qui n'existe pas généralement dans la paralysie traumatique du radial. Cependant on comprend que ce fait puisse s'observer dans les cas où la lésion du radial a frappé ce nerf dans un point inférieur à celui d'où part le rameau qui vient innerver le long supinateur.

En résumé, le diagnostic de la paralysie traumatique est généralement simple. Mais où la difficulté apparaît, c'est dans le diagnostic de la variété de traumatisme en dehors des plaies dont le diagnostic ne présente aucune espèce de difficulté.

En face d'une paralysie traumatique du radial, avons-nous affaire à une commotion, à une contusion, à une compression du nerf?

La commotion du radial existe-t-elle ? C'est ce dont il est permis de douter : le seul signe qui pourrait faire soupçonner la commotion serait l'absence de la douleur locale à la pression.

La compression dans quelques cas peut être plus facilement diagnostiquée. Les auteurs lui reconnaissent une marche lente et progressive que MM. Vulpian et Bastien ont surtout bien étudiée. Ces auteurs ont établi trois stades: le premier est caractérisé par des fourmillements, des picotements, une sensation de chaleur ; le second par une exaltation notable de la sensibilité ; le troisième stade est constitué par la paralysie. Retrouvons-nous ce tableau au lit du malade?

Nous avons vu que rien n'est plus rare que d'observer quelques prodromes qui sont loin de présenter cette régularité. Tout ce que l'on peut dire, c'est qu'il convient de rapporter à la compression les paralysies qui se sont développées plus ou moins lentement, qui sont précédées de sensations douloureuses et qui débutent par de la faiblesse avant d'en arriver à la paralysie.

La contusion qui s'accompagne toujours d'un écrasement plus ou moins notable du nerf, amène toujours après elle une paralysie immédiate. C'est évidemment à cette cause qu'il faut rapporter les paralysies qui viennent brusquement surprendre le malade, sans aucun prodrome, au moment où il s'y attend le moins. Il est du reste un autre signe qui permet d'affirmer la contusion : c'est l'existence dans un point limité d'une douleur spontanée ou non qu'on exaspère ou qu'on éveille par la pression.

Enfin, suivant que tous les muscles innervés par le radial seront paralysés ou qu'un certain nombre auront échappé à la paralysie, on pourra conclure que le radial a été lésé plus ou moins haut dans son trajet.

PRONOSTIC.

Deux cas peuvent se présenter au point de vue du pronostic : la contractilité musculaire est-elle conservée, ou non ?

Dans le premier cas, le pronostic est favorable et le rétablissement de la motricité ne demande que quelques semaines et même moins, ainsi que le démontrent les observations consignées plus haut. Dans ces cas éminemment favorables, on évite par l'électrisation l'atrophie du membre.

Dans le second cas, la question est loin d'être tranchée.

Les physiologistes ont bien essayé de résoudre le problème, et dans ce but se sont posé une série de questions. Quel est le temps minimum au bout duquel la régénération nerveuse peut s'accomplir ? Dans quelles limites est-elle possible ? Dans quels cas ne saurait-elle se faire ? quelles sont les circonstances qui l'empêchent et celles qui la favorisent?

Les recherches de Waller ont établi que lorsque les nerfs ont été sectionnés ou réséqués, il faut généralement un mois pour que la régénération des tubes nerveux du bout périphérique s'accomplisse; mais la réunion des deux bouts par une cicatrice nerveuse et le rétablissement de la fonction demandent beaucoup plus de temps. Il ne faut pas moins de trois à quatre mois dans les cas les plus heureux, soit qu'il s'agisse d'une simple section, soit qu'il y ait une perte de substance de 1 centimètre. Si la perte de substance est plus considérable, il se passera cinq, six mois, un an et même davantage avant que le mouvement volontaire ait recouvré son intégrité.

Mais si la perte de substance est plus étendue, si elle dépasse 3 centimètres par exemple, tantôt les deux bouts du nerf resteront complètement indépendants, tantôt ils seront réunis par un cordon de tissu fibreux.

Dans les deux cas la fonction ne se rétablira jamais.

Chez les animaux très-jeunes les lésions se répareraient beaucoup plus vite, au bout de quelques semaines, même lorsqu'elles sont très-étendues.

Telles sont les conclusions posées expérimentalement, mais les faits ne procèdent pas aussi régulièrement. C'est ainsi que M. Paulet (*loc. cit.*) cite 18 observations de névrotomie avec résection, dans lesquelles les fonctions se sont rétablies quelquefois au bout d'un temps très-court, d'autres fois après plusieurs mois, il est vrai, mais alors que la perte de substance faite au tronc nerveux égalait 3 ou 4 pouces, ce qui exclut toute possibilité de restauration d'après les lois posées par la physiologie.

Les expériences physiologiques ont donc peu éclairé le pronostic. Au point de vue clinique, M. Duchenne (de Boulgone) a posé (*loc. cit.*) les conclusions suivantes, tirées de nombreuses observations sur le malade, conclusions qui ont été contrôlées un grand nombre de fois. Les voici en résumé :

Lorsque la contractilité électro-musculaire est perdue, ou que du moins elle n'est plus appréciable à nos moyens d'investigation, il faut attendre, pour que le retour de la motilité s'effectue, quatre, six, huit, dix mois, d'autant plus tard que la sensibilité musculaire est plus diminuée.

Lorsque la sensibilité électro-musculaire est perdue absolument, et que le malade à dépassé 50 ans, il y a beaucoup à craindre que les mouvements ne se rétablissent jamais.

Il est un certain nombre de signes qui permettent de prédire le rétablissement prochain de la contractilité volontaire.

Ainsi MM. Legros et Onimus (Traité de l'électricité médicale) ont établi que la contractilité par les courants continus précède toujours les contractions volontaires et celles par les courants induits.

Au moment où réapparaît la contractilité pour les courants continus, c'est-à-dire quelque temps avant le rétablissement des mouvements volontaires, il y a souvent une hyperesthésie de la peau et une hyperesthésie musculaire pour les courants électriques.

Ce dernier fait a été signalé par M. Duchenne qui en conclut que l'hyperesthésie musculaire qui se développe sous l influence de la faradisation dans un membre paralysé par lésion traumatique de ses nerfs, est un signe favorable.

L'hyperesthésie survenant dans une paralysie du radial est donc un phénomène d'heureux présage, et qui annonce sinon la guérison, du moins une amélioration notable.

TRAITEMENT.

Le traitement de la paralysie traumatique du radial est simple, c'est l'électrisation. Il est un certain nombre de médications qui ont dû céder le premier plan à l'électricité, et qui ne peuvent plus être considérées que comme des adjuvants qui peuvent avoir leur utilité : nous voulons parler des frictions soit simples, soit ammoniacales, des vésicatoires volants simples où à la strychnine.

L'électrisation localisée est donc le traitement par excellence des paralysies traumatiques. Voici comment M. Duchenne conseille de l'employer dans les cas où la contractilité électro-musculaire est conservée. On doit faire tous les jours une séance de dix à quinze minutes jusqu'à ce que les mouvements volontaires commencent à reparaître, ce qui ne manque pas d'arriver après la troisième ou la quatrième séance. Ce résultat une fois obtenu, on peut espacer les séances, n'en faire plus qu'une tous les deux jours jusqu'à la guérison complète.

Telle est la règle de conduite qu'il convient d'adopter dans les cas simples, de beaucoup les plus fréquents.

Nous avons vu que d'autres cas peuvent se présenter : la contractilité électro-musculaire peut être abolie, ou du moins ne plus s'accuser par les moyens d'investigation ordinaires.

Que convient-il de faire?

La sensibilité musculaire peut être conservée ou non.

La sensibilité musculaire persiste-t-elle?

M. Duchenne conseille dans ce cas la plus grande persévérance. Ce n'est souvent qu'après un grand nombre de séances qui n'ont amené que des insuccès qu'on voit apparaître des signes manifestes de contractilité électro-musculaire. C'est ainsi que dans les cas de paralysie du radial consécutive à une luxation de l'épaule, la paralysie musculaire ne doit être considérée comme incurable qu'après des essais multipliés pour réveiller et augmenter le pouvoir excito-moteur des muscles qui n'était qu'affaibli et non perdu. Les mouvements, dans ces cas, ne reparaissant souvent qu'après trois ou quatre mois d'électrisation.

La sensibilité électro-musculaire est-elle abolie, M. Duchenne pense qu'il n'y a plus aucune communication entre les muscles et les centres nerveux, et que par conséquent il n'y a absolument rien à faire avant que les lésions nerveuses en se séparant aient établi la continuité du nerf.

Nous pensons avec M. Landry, Brown-Séquard et Martin-Magron qui ont vu le pouvoir excito-moteur d'un muscle persister plus de deux ans après la section ou l'arrachement des nerfs qui s'y rendraient, qu'il convient avant d'abandonner le malade et de se prononcer dans le sens de l'incurabilité ou momentanée ou permanente, de rechercher plus profondément si oui ou non il reste de la contractilité ou de la sensibilité électro-musculaire.

Peut-être dans ces cas l'électro-puncture au moyen d'aiguilles rhéophores enfoncées au centre des muscles pourrait-elle fournir des indications précieuses.

Mais à côté de l'électrisation par les courants interrompus est venue se placer depuis quelques années une autre forme d'électrisation, l'électrisation à l'aide des courants continus. Les résultats publiés dans le traité de MM. Legros et Onimus permettent de conclure dès à présent que dans les paralysies traumatiques des nerfs, du radial en particulier, ce nouvel agent thérapeutique combat très-efficacement l'atrophie musculaire, en favorisant la nutrition de ces organes. Il peut donc être utile de l'employer concurremment à l'électrisation par courants interrompus, ou isolément quand, le pouvoir excito-moteur étant absolument aboli, le rôle du médecin doit se borner à conserver les muscles dans le meilleur état de nutrition possible jusqu'au moment de la régénération du cordon nerveux.

CONCLUSION.

De cette courte étude, nous ne voulons tirer qu'une conclusion.

Dans toute paralysie traumatique du radial, quelque intense que soit la lésion, la sensibilité des téguments où se rendent les filets sensitifs du nerf est toujours conservée.

Paris. A. Parent, imprimeur de la Faculté de Médecine, rue Mr-le-Prince, 31.

www.ingramcontent.com/pod-product-compliance
Ingram Content Group UK Ltd.
Pitfield, Milton Keynes, MK11 3LW, UK
UKHW020448180726
13839UKWH00004B/1692